经皮肝穿刺胆道引流术
患者指南

组织编写　中国抗癌协会肿瘤介入整合护理专业委员会
　　　　　中国医师协会介入围手术专业委员会
主　　编　莫　伟　李　琴　郑玉婷

中华医学电子音像出版社
CHINESE MEDICAL MULTIMEDIA PRESS
北　京

图书在版编目（CIP）数据

经皮肝穿刺胆道引流术患者指南/莫伟，李琴，郑玉婷主编．—北京：中华医学电子音像出版社，2023.12

ISBN 978-7-83005-420-5

Ⅰ.①经…　Ⅱ.①莫…　②李…　③郑…　Ⅲ.①胆道疾病—引流术—指南　Ⅳ.①R657.4-62

中国国家版本馆 CIP 数据核字（2023）第 252941 号

经皮肝穿刺胆道引流术患者指南

JING PI GAN CHUANCI DANDAO YINLIUSHU HUANZHE ZHINAN

主　　编：莫　伟　李　琴　郑玉婷
策划编辑：赵文羽
责任编辑：赵文羽
校　　对：龚利霞
责任印刷：李振坤
出版发行：中华医学电子音像出版社
通信地址：北京市西城区东河沿街 69 号中华医学会 610 室
邮　　编：100052
E-mail：cma-cmc@cma.org.cn
购书热线：010-51322635
经　　销：新华书店
印　　刷：廊坊市佳艺印务有限公司
开　　本：787mm×960mm　1/32
印　　张：2.75
字　　数：54 千字
版　　次：2023 年 12 月第 1 版　2023 年 12 月第 1 次印刷
定　　价：50.00 元

内容提要

本书对经皮肝穿刺胆道引流术围术期患者护理及居家护理的内容和措施进行了详细介绍，分为相关基础知识、术前准备、术中须知、术后护理及居家照护五大板块，涵盖饮食、活动及用药相关注意事项，以及管路维护、术后并发症的观察和处理等内容。全书以问答形式展开，并对重要内容适当加入批注进行解释，内容详细全面、图文并茂、可读性好，可指导经皮肝穿刺胆道引流术围术期患者及其家属学习相关知识、掌握相关技能，以满足患者的康复与健康照护需求，避免相关并发症的发生。

编委会

顾　　问

向　华　湖南省人民医院/湖南师范大学附属第一医院
秦月兰　湖南省人民医院/湖南师范大学附属第一医院
朱　旭　北京大学肿瘤医院

主　　编

莫　伟　湖南省人民医院/湖南师范大学附属第一医院
李　琴　湖南省人民医院/湖南师范大学附属第一医院
郑玉婷　哈尔滨医科大学附属第四医院

副 主 编

陈秀梅　南方医科大学附属广东省人民医院/广东省医学科学院
阳秀春　湖南省人民医院/湖南师范大学附属第一医院
闻利红　北京大学肿瘤医院

编　　委（以姓氏汉语拼音为序）

蔡　华　湖南省人民医院/湖南师范大学附属第一医院
陈秀梅　南方医科大学附属广东省人民医院/广东省医学科学院

陈英梅　中山大学附属肿瘤医院
冯建宇　南方医科大学南方医院
高　岚　东南大学附属中大医院
黄景香　河北医科大学第四医院/河北省肿瘤医院
蒋　妮　云南省肿瘤医院/昆明医科大学第三附属医院
李　敏　吉林大学第一医院
李　琴　湖南省人民医院/湖南师范大学附属第一医院
李丽卿　福建医科大学附属协和医院
李俊梅　北京大学第一医院
刘立红　哈尔滨医科大学附属第四医院
刘雪莲　中山大学附属第三医院
毛燕君　上海市肺科医院
莫　伟　湖南省人民医院/湖南师范大学附属第一医院
饶　珉　武汉大学人民医院
万　欢　湖南省人民医院/湖南师范大学附属第一医院
王晓燕　东南大学附属中大医院
王雪梅　南京医科大学第一附属医院/江苏省人民医院
闻利红　北京大学肿瘤医院
吴丽娜　辽宁省肿瘤医院
徐　阳　中国医科大学附属第一医院
尤国美　浙江省肿瘤医院
张　宇　湖南省人民医院/湖南师范大学附属第一医院
张永琎　湖南省人民医院/湖南师范大学附属第一医院
郑　雯　徐州医科大学附属医院

郑玉婷　哈尔滨医科大学附属第四医院

插　　图

姚文建　深圳市柠萌贝文化传播有限公司

李凯威　沿河乌江凯玲广告传媒有限公司

视　　频

刘智超　湖南省人民医院/湖南师范大学附属第一医院

李　兰　湖南省人民医院/湖南师范大学附属第一医院

胡　琴　湖南省人民医院/湖南师范大学附属第一医院

胡丹丹　湖南省人民医院/湖南师范大学附属第一医院

前　言

亲爱的患者朋友们：

当您因胆道阻塞而出现皮肤巩膜黄染、食欲不佳、消化不好等问题时，请不要惊慌和紧张，这些症状可以通过微创介入的方式，利用一根"小管子"帮您解决。这根"小管子"是利用特制的穿刺针经皮肝穿刺进入胆道后置管引流，解除胆道梗阻，就是我们常说的经皮肝穿刺胆道引流术（percutaneous transhepatic biliary drainage，PTBD）。

PTBD在临床常用于治疗梗阻性黄疸，能快速、有效地缓解梗阻症状，改善肝功能，且具有创伤小、恢复快的优点。行PTBD后，如何护理好这根"小管子"并使其发挥最佳作用至关重要。我们希望通过指导患者及其家属学习PTBD相关知识、掌握相关技能，以促进患者康复，避免相关并发症的发生。

为此，我们组织了国内数十名精通PTBD的医疗和护理专家，根据国际指南协作网公布的最新版《通用信息网络公共工具包：患者和公众参与指南》（*G-I-N Public Toolkit：Patient and Public Involvement in Guidelines*）规范流程和相关原则，采用科学研究方法（包括文献研究，医护、患者、家庭照护者三方的质性访谈，以及德尔菲专家函询等）制定了《经皮肝穿刺胆道引流术患者指南》（简称“本指南”）。

本指南对PTBD围术期患者护理及居家护理的内容和措施进行了详细介绍，以问答形式展开，重要内容适当加入批注进行解释；同时，采用图文结合的形式编写，内容详细全面，可读性好，期待其能满足患者的康复与健康照护需求。本指南是帮助患者及其家属居家照护的参考工具书，但“指南”并非“指令”，不能完全代替临床个案的个性化决策。

衷心感谢所有参与本指南制定的医护人员，为本指南提供意见和建议的患者、家属，以及所有为本指南审校和出版做出贡献的人员。由于目前所能获取的证据有限，错漏之处在所难免，恳请广大读者朋友们批评指正，不吝赐教，以便再版时及时修正。

莫 伟

2023年11月

目　录

第一章　相关基础知识 …………………………… (1)
1. 什么是PTBD? …………………………… (3)
2. 什么是梗阻性黄疸? ………………………… (4)
3. 梗阻性黄疸通常需要做哪些检查? ………… (7)
4. 如何预防胆道疾病? ………………………… (8)
5. 梗阻性黄疸的主要治疗手段有哪些? ……… (10)
第二章　术前准备 ……………………………… (17)
6. 术前需完成哪些必要的检查? …………… (19)
7. 饮食方面有哪些注意事项? ……………… (19)
8. 既往用药需要更改吗? …………………… (19)
9. 术前需要做哪些心理准备? ……………… (20)
10. 术前需要做哪些皮肤和身体准备? ……… (20)
第三章　术中须知 ……………………………… (21)
11. 介入手术室的环境如何? ……………… (23)
12. 如何配合PTBD? ……………………… (24)
13. 手术过程中如何寻求帮助? …………… (24)
第四章　术后护理 ……………………………… (25)
14. PTBD术后有哪些注意事项? ………… (27)

15. 日常如何护理管道? …………………… (30)
16. 留置 PTBD 管道有哪些并发症,以及如何预防和处理? …………………… (42)
17. 出现疼痛如何表达和处理? …………………… (43)
18. 患者可能会遭遇哪些心理难题,以及如何缓解? …………………… (47)
19. 何时需要复诊? 复诊预约途径有哪些? … (52)

第五章　居家照护 …………………… (53)

20. 饮食与营养有哪些注意事项? …………………… (55)
21. 带管活动时有哪些注意事项? …………………… (59)
22. 如何保证用药安全? …………………… (61)
23. 如何应对疼痛? …………………… (62)
24. 如何进行管道维护? …………………… (63)
25. 出现并发症如何处理? …………………… (64)
26. 如何获得心理支持? …………………… (65)
27. 什么情况需要紧急处理? …………………… (65)

第一章
相关基础知识

1. 什么是 PTBD?

PTBD 的标准医学名词是经皮肝穿刺胆道引流术，其英文全称为 percutaneous transhepatic biliary drainage（也称 percutaneous transhepatic cholangial drainage，PTCD），是在 X 线或 B 超引导下，利用特制的穿刺针经皮穿入肝内胆管，注入对比剂，使肝内外胆管迅速显影后置管引流，以缓解胆道梗阻症状（图 1-1）。PTBD 能快速解除胆道梗阻，改善黄疸症状，具有安全、高效、创伤小等优势，目前已广泛应用于梗阻性黄疸等胆道梗阻性疾病的临床治疗。

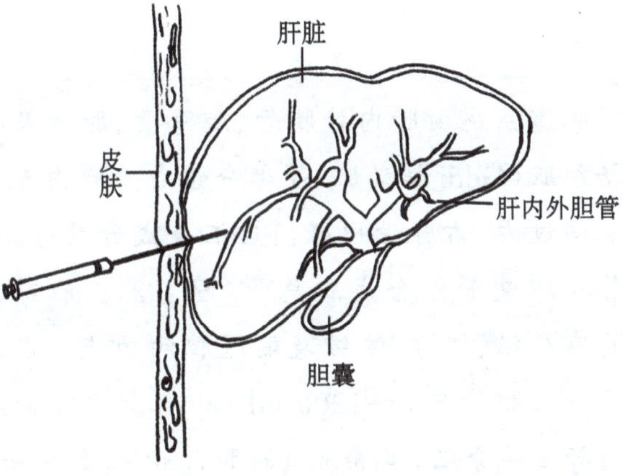

图 1-1 PTBD 操作示意图

2. 什么是梗阻性黄疸？

梗阻性黄疸是指由于各种原因导致胆道阻塞，人体肝脏分泌的胆汁无法正常进入肠道而反流进入血液系统，引起皮肤巩膜黄染、消化不良、尿黄染、粪便呈陶土色等一系列临床表现。

根据引起梗阻的原因可分为：①良性梗阻性黄疸，主要由胆总管结石及肝内胆管结石、原发性硬化性胆管炎、胆道蛔虫病、先天性胆道闭锁等疾病导致；②恶性梗阻性黄疸，主要由胆管癌、胆囊癌、肝癌及胰腺癌等疾病导致。

根据梗阻部位可分为：①肝内型梗阻，多合并肝内占位性疾病；②肝外型梗阻，多见于胆管梗阻。

根据梗阻程度可分为：①完全性梗阻；②不完全性梗阻。

胆道系统由肝内外胆管、胆总管、胆囊及奥迪括约肌（Oddi 括约肌）等部分组成。肝内毛细胆管通过左、右肝管出肝门后汇合成肝总管，肝总管与胆囊管汇合成胆总管（图 1-2）。胆道系统具有分泌、储存、浓缩及输送胆汁功能。成人每天分泌胆汁 800～1200 ml。人体约 3/4 的胆汁由肝细胞分泌，其余1/4的胆汁由胆管分泌。

胆汁是重要的消化液，其主要成分有胆汁酸、胆盐、胆固醇、卵磷脂及胆色素等。

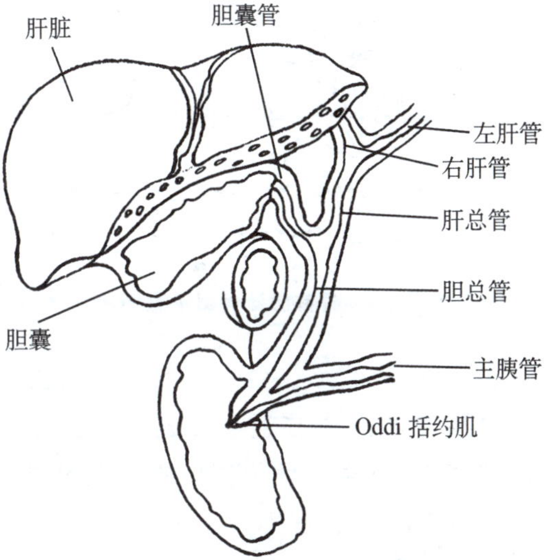

图 1-2　肝胆管解剖结构示意图

当胆道引流系统出现梗阻时，胆汁进入血液循环，导致血液中的结合胆红素升高(表现为皮肤巩膜黄染)；经肾脏代谢时可损伤肾功能，同时出现尿色加深；而本应进入肠道的胆汁并未进入肠道，导致粪便颜色变浅，出现陶土样粪便(图 1-3)。

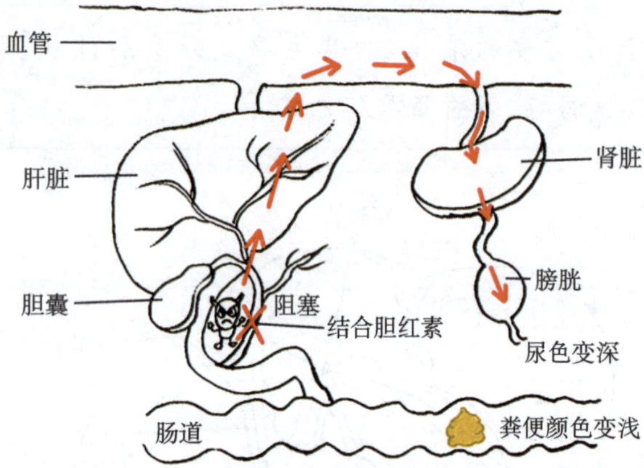

图 1-3 异常胆汁代谢示意图

梗阻性黄疸患者可能会出现皮肤巩膜黄染伴尿色变深、陶土样粪便、发热、全身皮肤瘙痒等症状。具体表现及护理见表 1-1。

表 1-1 梗阻性黄疸常见临床表现、原因及护理

临床表现	原因	护理
皮肤瘙痒	与血液中胆红素明显增多，刺激皮肤末梢感觉神经有关	指导患者修剪指甲，勿用力搔抓以免皮肤破损；避免皮肤接触刺激性物质（如碱性肥皂、化妆品等）；每天用清水清洁皮肤，涂抹适量润肤露；必要时遵医嘱外涂炉甘石洗剂或口服甘草酸类药物

续表

临床表现	原因	护理
尿色变黄、变深(可出现酱油色)	与尿中胆红素过多有关	指导患者多饮温开水，以稀释和促进尿液排出；同时可减少尿液异味
粪便呈陶土色	与胆道阻塞、胆汁无法排入十二指肠有关	告知患者粪便颜色改变的原因，减少其不必要的担心和恐惧
发热，体温38.5 ℃及以上，甚至高达40 ℃，可伴有寒战	与胆道梗阻、胆汁长期淤积导致感染，肿瘤发热，出血等原因有关	观察患者发热程度和持续时间，做好高热护理；保持体液平衡，防止脱水；遵医嘱进行血常规、血培养、降钙素原、留取胆汁做胆汁培养等，寻找致热原；必要时遵医嘱使用药物退热并应用抗生素

3. 梗阻性黄疸通常需要做哪些检查？

(1)抽血化验、留取大小便标本等。抽血化验通常包括血常规、凝血功能、肝肾功能、肿瘤标志物及血糖检测等。

(2)还可能需要做以下检查。

1)超声：可探及肝内外胆管的扩张程度，肿块的部位、大小等，初步评估胆道梗阻发生的原因。

2)计算机体层成像(computed tomography，CT)：可显示肝脏的轮廓和形状、肝内外胆管的扩张程度及梗阻的发生部位，肿块的部位、大小等，初步评估胆道梗阻发生的原因。

3）磁共振成像（magnetic resonance imaging，MRI）/磁共振胰胆管成像（magnetic resonance cholangiopancreatography，MRCP）：可评估肝内外胆管的情况及胆道梗阻发生的原因，对肿瘤进行初步定性。

4）胆道造影：可直观地显示肝内外异常胆管的形态。

4. 如何预防胆道疾病？

（1）养成良好的饮食和健康习惯，坚持运动，控制体重，出现不适及时就医。

关于预防胆道系统肿瘤，有以下饮食注意事项。

1）低脂肪、低胆固醇饮食：一般建议每天脂肪摄入量小于 20 g（相当于 3 个一元硬币的重量）。常见的脂肪、胆固醇含量高的食物有动物脑及内脏、鱼籽、蟹黄、黄油等，应注意减少摄入。

2）少吃生冷、刺激性食物：常见的刺激性食物包括烟、酒、咖啡、浓茶等。

3）每天保证充足的饮水量：一个健康成年人每天饮水量应该保持在 2500～3000 ml。除去从食物中获取的约 1000 ml 水分和自身代谢产生的约 300 ml 水分外，还应饮水 1200～1700 ml 才能达到每天饮水量的需求，但切记不能以饮料代替水。

中国营养学会结合我国居民膳食结构特点制定了以下10条平衡膳食、合理营养、保证健康的建议：①食物多样，谷类为主，粗细搭配；②多吃蔬菜、水果和薯类；③每天吃奶类、大豆或其制品；④常吃适量的鱼、禽、蛋和瘦肉；⑤减少烹调油用量，吃清淡、少盐膳食；⑥食不过量，每天运动，保持健康体重；⑦三餐分配要合理，零食要适当；⑧每天足量饮水，合理选择饮料；⑨饮酒应限量；⑩吃新鲜、卫生的食物。

（2）对于以下疾病，一定要做到早筛查、早诊断、早治疗。

1）胆道系统肿瘤：主要包括胆管癌和胆囊癌，这类肿瘤具有早期诊断困难、进展迅速、解剖部位复杂等特点。临床上，女性的发病率比男性高，伴有慢性炎症的胆囊结石是胆囊癌的危险因素，其症状与胆绞痛和慢性胆囊炎的临床表现（反复右上腹不适或腹痛、腹胀）相似，易被忽视。

对于该类疾病的预防应做到：①出现症状及时就诊，不可大意。②目前临床上建议，如果有以下情况之一，可采取预防性胆囊切除：A. 胆囊单发结石直径超过3 cm或胆囊多发结石；B. 先天性发育异常的胰胆管汇合;C. 黏膜有钙化的胆囊炎及直径为 0.5～1.0 cm 的胆囊息肉或合并胆囊结石。

2)胰腺癌:胰腺癌无特异性临床表现。与胰腺癌发生相关的危险因素有肥胖、2 型糖尿病及吸烟等。5%～10%的胰腺癌患者具有遗传易感基因,对于合并遗传易感基因的人群,应定期进行胰腺癌筛查,血清糖类抗原 19-9(carbohydrate autigen19-9,CA19-9)可作为胰腺癌诊断和筛查的标志物。

3)肝癌:肝癌的发生、发展大多遵循慢性肝炎→肝硬化→肝硬化再生结节→低级别不典型增生结节→高级别不典型增生结节→极早期肝癌→早期肝癌→进展期肝癌的过程。

对于该类疾病的预防应做到:①积极接种肝炎疫苗;②养成健康的生活方式,改变不良生活习惯(如经常饮酒、多坐少动、爱吃夜宵、熬夜等);③脂肪肝和药物导致的肝损伤不可忽视,定期做肝功能化验,尽早采取保护肝脏的措施;④有慢性肝病及肝癌家族史的人群需要加强重视,即使无任何不适症状,也要定期体检。

5. 梗阻性黄疸的主要治疗手段有哪些?

(1)内科治疗:主要包括治疗原发疾病、护肝、利胆、预防感染及营养支持治疗等。

(2)外科治疗:可切除原发病灶,同时解除梗阻,有效阻止黄疸加重等。医师会充分评估患者的情况，明确手术适应证及有无禁忌证，以便选择合适的手术方式。

然而，恶性梗阻性黄疸发病较为隐匿，缺乏特异性临床表现，大多数患者在确诊时肿瘤已进展至中晚期，有外科手术机会的患者不到20%。

(3)介入治疗：如果患者没有外科手术治疗机会且内科治疗效果不佳，同时没有介入治疗禁忌证，则可选择进行介入治疗，即PTBD。

PTBD具有安全高效、痛苦小等优势，且能有效降低血清胆红素水平，改善肝功能，快速缓解黄疸症状，显著延长患者生存期，现已被临床实践指南推荐且应用广泛。然而，PTBD优点虽多，有些情况也不适用，如患者有凝血功能严重异常、大量腹水等情况，可能需要先处理这些问题，待情况好转后，再考虑行PTBD。

1)PTBD的适应证：①无外科手术适应证或不愿接受外科手术的梗阻性黄疸；②恶性梗阻性黄疸外科术前引流或外科术后再次出现梗阻者；③良性梗阻性黄疸；④胆瘘；⑤胆管严重感染。

2)PTBD的禁忌证

相对禁忌证：①凝血功能异常；②碘对比剂过敏；③大量腹水；④肝肾功能衰竭。

绝对禁忌证：凝血功能严重异常。

3)PTBD的引流方式:PTBD的常见引流方式有外引流、内外引流和内引流3种。不同引流方式的术后护理要点及常见并发症略有差别,操作者进行管路维护之前必须清楚患者的引流方式。

外引流:导管穿过皮肤和肝实质,远端侧孔置于胆管梗阻部位上方,体外端接引流袋,将胆汁引流至体外(图1-4)。

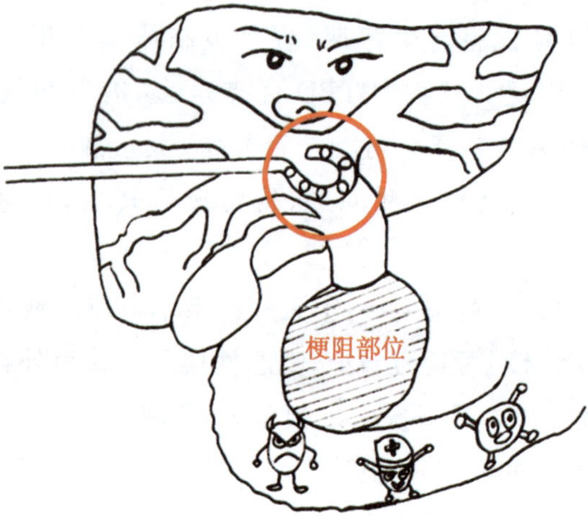

图1-4 外引流示意图

内外引流：导管穿过皮肤和肝实质进入胆管，通过梗阻部位，近端侧孔位于梗阻胆管上方，远端侧孔位于十二指肠内，体外端接引流袋，胆汁可向小肠和引流袋2个方向流动，从而同时实现内引流和外引流(图1-5)。

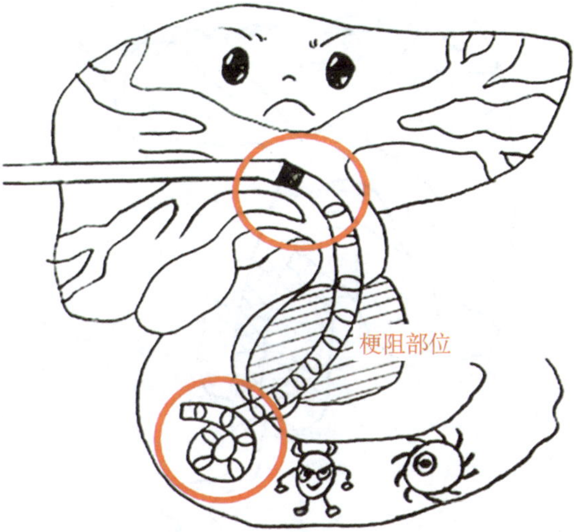

图1-5　内外引流示意图

内引流(支架植入):PTBD引流导管联合胆道支架置入梗阻部位,使梗阻部位开放,胆汁流入肠道(图1-6),实现人体正常生理状态的胆汁引流。

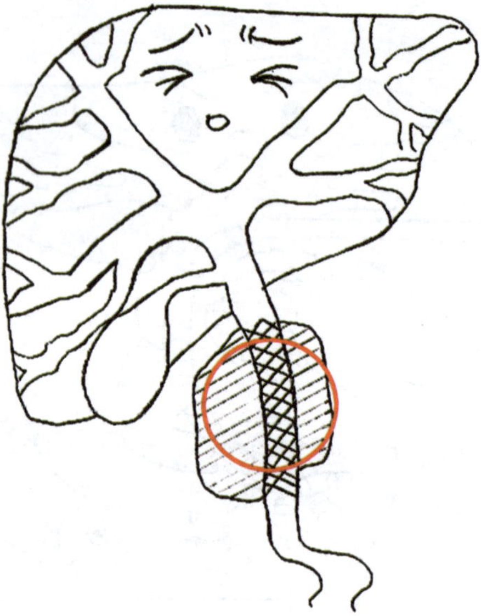

图1-6 内引流示意图

PTBD术后不同引流方式的优缺点见表1-2。

表1-2 PTBD术后引流方式的优缺点

引流方式	优点	缺点
外引流	操作相对简单,适用于一般情况较差且难以耐受长时间操作、胆道多发梗阻或存在明显感染者,也可用于胆管支架置入前的准备	稳定性稍差,引流管有脱出风险;长期外引流易引起电解质紊乱;留置引流管和引流袋可能影响患者日常生活
内外引流	对于不适合内引流者,在关闭外引流的情况下,可达到类似内引流的优点,减少或无液体的丢失;同时可让胆汁进入肠道,改善消化功能	因引流管前端侧孔段位于肠道内,有肠内容物反流引起胆道感染的风险;留置引流管和引流袋可能影响患者日常生活
内引流	无电解质与液体的丢失;胆汁进入肠道,可改善消化功能;无外引流袋,患者生活质量较高	有再狭窄的风险

第二章
术前准备

6. 术前需完成哪些必要的检查？

为全面了解患者的身体状况、确保PTBD介入手术的安全性，患者应在术前遵照医嘱完成一些必要的检查、化验，主要包括抽血化验、心电图、胸部X线片或CT检查、腹部CT或MRI，以及医师认为必要的其他相关检查。其中抽血化验项目至少包括血常规、肝肾功能、电解质、凝血功能、输血前四项（包括乙肝表面抗原、丙肝抗体、梅毒抗体及艾滋病抗体）等。

7. 饮食方面有哪些注意事项？

（1）日常可进食低脂、高蛋白、高维生素、易消化食物（如禽肉、鱼虾类），注意补充富含钾类的食物（如香蕉、橙子、猕猴桃、菌菇类等）。

（2）PTBD通常在局部麻醉下进行，术前无须严格禁食、禁饮。为避免呕吐和腹胀，术前饮食宜少量、清淡、易消化，少吃甜食，避免过饱。

8. 既往用药需要更改吗？

患者日常口服药或胰岛素等注射液与PTBD之间不存在冲突，手术当日可继续遵医嘱用药。

9. 术前需要做哪些心理准备？

(1)医务人员会向患者及其家属简要介绍PTBD的目的、方法、优点及可能出现的不良反应等。PTBD是一项安全、有效、微创的介入手术，如患者有任何顾虑，均可向管床医护人员咨询。

(2)患者应保持稳定的情绪和平和的心态，积极配合治疗。

10. 术前需要做哪些皮肤和身体准备？

(1)保持皮肤清洁、避免刺激：①日常尽量穿棉质内衣；②修剪指甲，切忌抓挠；③术前晚沐浴或擦浴，注意使用温和的沐浴露或清水，禁用碱性肥皂。

(2)保持充足睡眠，避免受凉。

(3)术前，医务人员会查看患者腹部拟穿刺置管部位的皮肤情况。

(4)手术日早晨取下义齿及饰物，更换干净手术服；入手术室前排空大小便。

第三章
术中须知

11. 介入手术室的环境如何?

介入手术室室温通常为 22～26 ℃,湿度为 50%～60%。医务人员可根据患者的需求给予适当的保暖措施,如调节空调温度、使用加温的消毒液、加盖被服等。

国内大多数医院利用 X 线引导进行 PTBD,每个手术间里都有一个最重要的设备——数字减影血管造影(digital subtraction angiography,DSA)(图 3-1),手术医师通过 DSA 设备的 X 线扫描和电视屏实时监控来观察病灶和手术情况。与手术间相邻有一称为“控制间”的小房子,中间的玻璃窗供其他手术辅助人员实时监控手术进程。

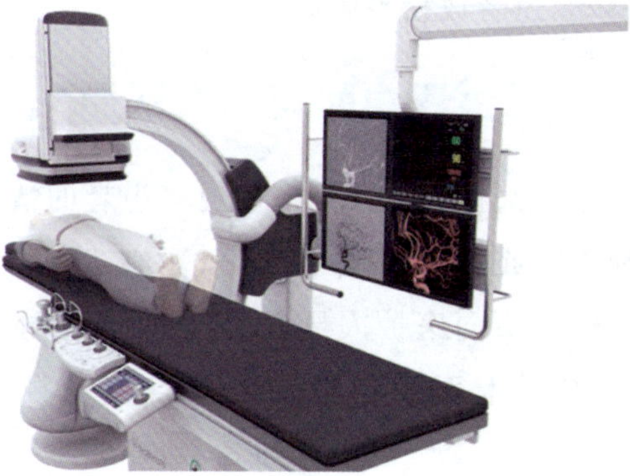

图 3-1 DSA 手术床

12. 如何配合 PTBD?

(1)参与身份核查:进入手术间后,医护人员会准确核对患者的身份和手术信息,患者应配合并确认信息无误。

(2)体位:护士会协助患者平躺于 DSA 手术床上,并对患者的身体进行适当约束,给予吸氧、连接心电监护仪,这些都是为了保证患者的安全而采取的常规护理措施,患者不必过于紧张。因手术床较窄,故应注意不可随意移动身体。

(3)操作配合:医师会根据患者病情进行上腹部或右侧胸腹部的消毒,然后铺盖手术巾单,进行局部麻醉(简称“局麻”)、穿刺。在此过程中,患者应保持平静呼吸,必要时遵医嘱屏气。术中,手术床会根据医师的操作需求移动,患者放松平卧即可。

13. 手术过程中如何寻求帮助?

手术全程医护人员都会密切观察患者的情况,患者如有任何不适或疑问(如体位不适、恶心、疼痛、怕冷、想咳嗽等),应口头向医护人员表达,以便及时处理,切勿因担心影响手术而默默忍受或擅自移动身体、活动四肢。

第四章
术后护理

14. PTBD 术后有哪些注意事项？

(1)饮食与营养：研究显示，梗阻性黄疸患者营养不良比例高达 50%，恶性梗阻性黄疸患者中该比例则更高。营养不良不利于疾病恢复，常导致生理功能下降、胃排空延迟、伤口愈合不良、机体恢复慢、抵抗力弱等，需尽量避免营养不良情况的发生。具体注意事项如下。

1)营养评估：在院期间，临床医护人员通常采用 NRS2002、微型营养评定简表(mini-nutritional assessment short-form，MNA-SF)、营养不良通用筛查工具(malnutrition universal screening tool，MUST)对患者进行营养风险评估，并根据评估结果确定是否需要进行下一步处理，包括邀请专业营养治疗师进一步全面营养评定和制订营养治疗计划。

2)饮食方面

①对于单纯外引流患者，术后医护人员会告知是否需要禁食，如无特殊情况可正常进食。患者可以选择高维生素、高热量、高蛋白、低脂、易消化的饮食，同时注意荤素搭配，保证膳食平衡，忌辛辣、生冷和烟酒，注意补盐、补水，降低水电解质紊乱的发生风险。

②对于内外引流或内引流患者，术后医护人员会明确告知患者需要禁食。术后 6 h 需要抽血检测血清淀粉酶，

如结果正常，则可进食，食物选择同单纯外引流。

(2)休息与活动：PTBD 术后需要卧床休息 24 h，之后可下床活动，但仍以休息为主。

下床时应遵循下床活动“三步曲”(图 4-1)：①抬高床头 30°～60°，静卧 3～5 min；②端坐床边 3～5 min，前后踢腿；③床边站立 3～5 min，待无头晕、视物模糊、无力等不适后再行走。如病情允许，可外出散步，但活动时长应循序渐进，以自我感觉舒适为宜。

下床活动时的注意事项：①需妥善固定 PTBD 引流管，引流袋应低于穿刺口 30 cm 以上；②避免管路扭曲、折叠，保持引流通畅；③避免提重物、剧烈咳嗽、大幅度抬臂、俯身、频繁地转体、身体过度扭转或弯曲等。

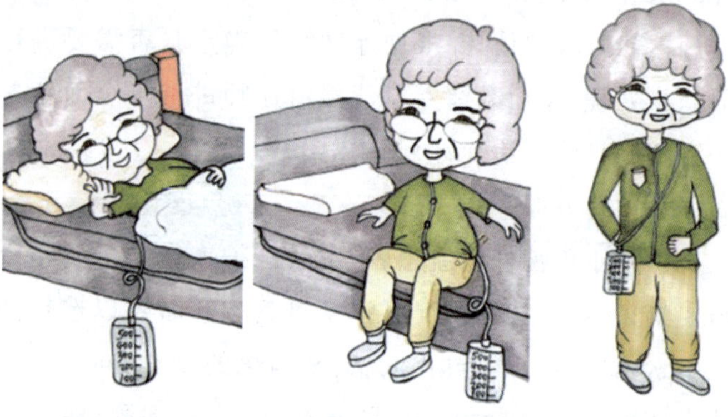

1. 抬高床头30°～60°，静卧3～5 min
2. 端坐床边3～5 min，前后踢腿
3. 床边站立3～5 min

图 4-1　下床活动“三步曲”

(3)皮肤护理

1)日常皮肤护理:由于血清胆红素过高,患者皮肤常有明显瘙痒。患者日常应注意修剪指甲,勿用力抓挠,以免皮肤破损;避免接触刺激性物质(如碱性肥皂、化妆品等),每天可用清水清洁皮肤,并涂抹适量润肤露。如瘙痒明显,可涂抹新鲜芦荟汁,或用含有薄荷的止痒霜,必要时可遵医嘱外涂炉甘石洗剂或口服甘草酸类药物。

2)身体清洁:带管期间建议患者每天用温水擦拭身体,同时注意保暖,谨防感冒。可以淋浴,但应避免盆浴。淋浴前先倾倒引流袋内液体,建议上半身尽量擦拭,下半身选择淋浴,淋浴时可用保鲜膜或毛巾包裹敷料部分,注意保持敷料干燥,不要淋湿。此外,淋浴时间不宜过长,水温不宜过高,以 35～37 ℃为宜,如出现不适应立即停止(图 4-2)。

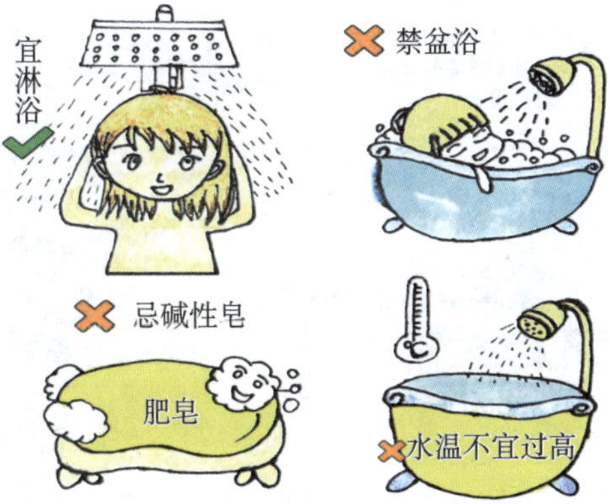

图 4-2 日常清洁注意事项

15. 日常如何护理管道？

注意：管路维护请务必在专业医护人员培训和指导下操作，不可擅自操作！可扫描右侧二维码观看操作演示视频。

(1)引流管和引流液的观察及护理

1)引流管应保持通畅，避免扭曲、打折、受压；固定时需留有一定空间方便活动。引流袋要保持低于穿刺口 30 cm 以上(平卧时引流管的高度应低于腋中线，站立或活动时应低于伤口位置)，以防逆行感染(图 4-3)。

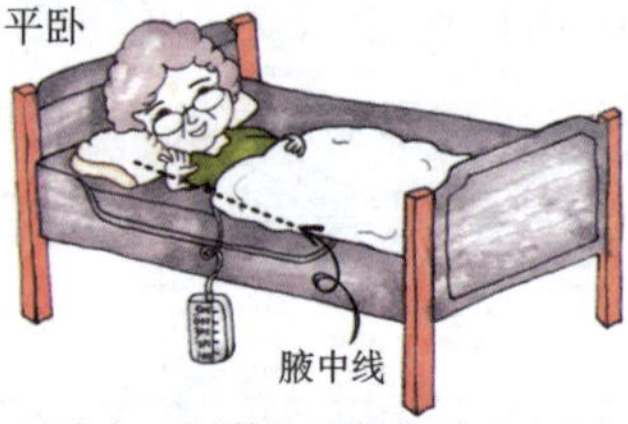

平卧时，引流管的远端不可高于腋中线。注意引流液过多时引流袋是否承重，必要时放掉引流液，减轻重量

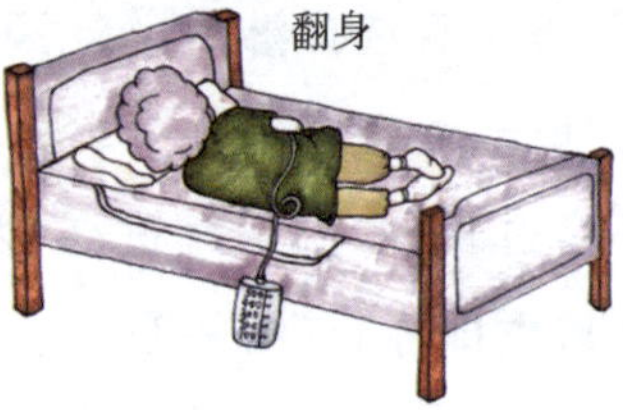

引流袋挂于易看见、不影响翻身的位置。受长度限制时，用别针将引流袋固定于床单上

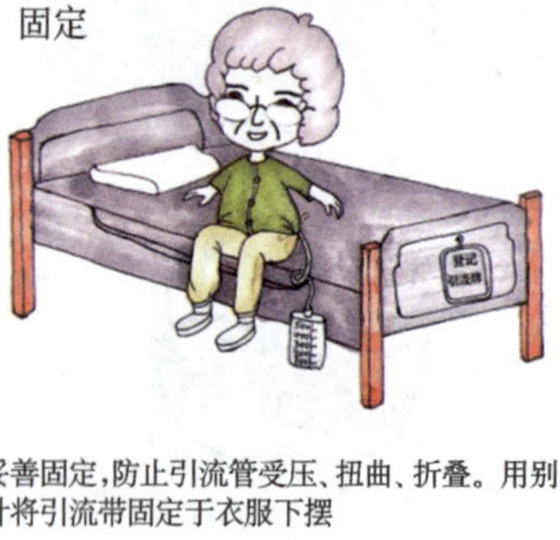

妥善固定，防止引流管受压、扭曲、折叠。用别针将引流带固定于衣服下摆

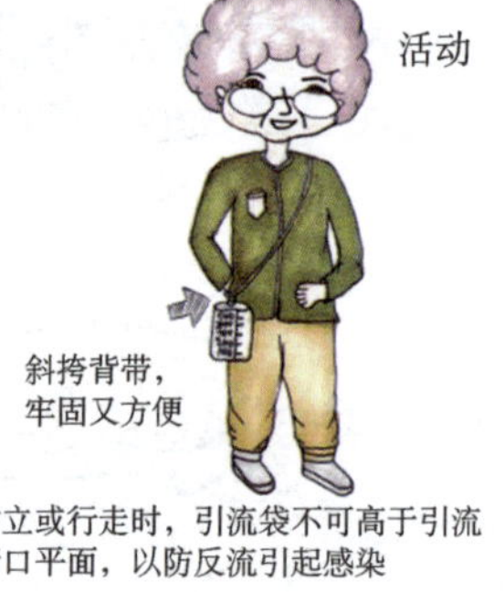

站立或行走时，引流袋不可高于引流管口平面，以防反流引起感染

图 4-3　引流管和引流液的观察及护理

2)正确观察并记录引流液的颜色、性状与量。正常胆汁颜色为清亮、金黄或深黄色;若变为墨绿色或浑浊脓性则提示感染;若变为暗红或鲜红色则提示胆道内有出血,应及时告知医护人员(图 4-4)。

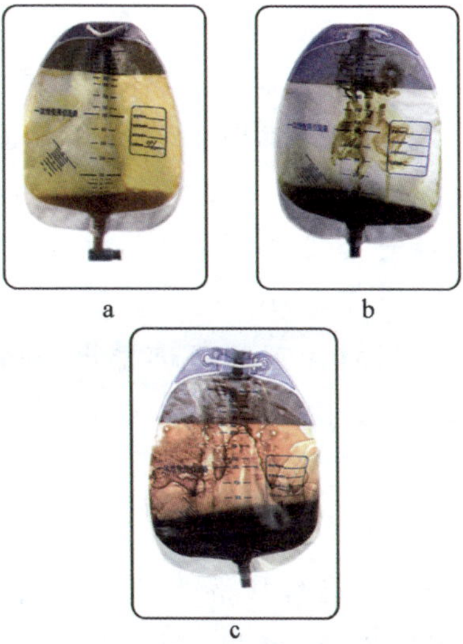

图 4-4　正确观察并记录引流液的颜色

注:a. 正常胆汁;b. 墨绿色胆汁;c. 暗红色胆汁。

> 穿刺、球囊扩张、引流管侧孔等可能会损伤胆管,术后 24 h 穿刺处及引流管内可出现淡红色或鲜红色的血性液体,但通常不严重,可自行好转(血性引流液一般不超过 100 ml)。此

时，应严密观察患者的生命体征，如出现面色苍白、血压下降、脉搏细速、血性引流液 2 h 内超过 100 ml，则提示有胆道出血可能，应立即告知医师进行止血处理。

引流液的量受肝脏分泌功能、引流管引流范围及胆道引流系统梗阻程度所影响，存在个体差异。对于单纯外引流者，24 h 引流量通常＞400 ml，如＞1500 ml 应及时告知医护人员，并注意水、电解质是否平衡；如 24 h 引流量＜100 ml 则应查找原因，可能为引流管脱落或堵塞。对于内外引流者，因胆汁可向肠道排出，引流袋内胆汁量可能减少，粪便为黄色至深褐色。

(2)引流管冲洗及更换引流袋

1)环境准备：在进行管路维护前，应保证操作台面干净、整洁，环境安全、通风，同时注意保暖，操作前 15 min 停止清扫。

2)操作者准备：操作人员为患者进行该项操作时，需要着干净且方便活动的衣物，修剪指甲，洗手，戴口罩、帽子。

3)物品准备：需要用到的物品有棉签、弯盘、络合碘、生理盐水、一次性手套、一次性垫巾、一次性引流袋或抗反流引流袋、低敏宽胶带、免洗手消毒液、20 ml 一次性注射器(2 个)，注意检查所有物品的有效期，确保包装完好无破损。

4)评估:协助患者平卧或向左侧卧,解开患者衣物;注意保暖;查看患者敷料有无脱落,有无渗血、渗液,引流管是否妥善固定,确认无异常后开始操作。

5)冲洗引流管

①在流水下采用“七步洗手法”清洗双手,之后用免洗消毒液再次洗手,戴一次性手套;将一次性垫巾和弯盘置于管路连接处下方;关闭三通直孔端,取下引流袋并丢弃;用络合碘棉签消毒三通接口的内壁、横截面及外壁各 2 遍。

②先用 20 ml 一次性注射器接入三通直孔,打开直孔端,缓慢回抽胆汁至无法抽出;然后仔细观察抽吸出的胆汁是否为清亮、金黄色或深黄色,以及有无杂质和异味。若抽吸出的胆汁为墨绿色或浑浊脓性则提示感染,若为暗红色或鲜红色则提示胆道内有出血,如有以上情况,应立即停止冲洗并及时就医。再用另一支一次性注射器抽取 20 ml 生理盐水,接入三通侧孔,打开侧孔端,用示指和中指夹紧针筒,采用“一推一停”的方法缓慢注入 3～5 ml 生理盐水,之后关闭侧孔端,酌情重复上述操作,抽吸 2～4 次(图 4-5)。

③若患者引流方式为单纯外引流,推注速度应＜10 ml/min;若为内引流,则不回抽,仅冲管,以免肠内容物反流。在冲洗时,应注意观察患者有无不适,冲洗后引流是否通畅及有无寒战、发热现象。

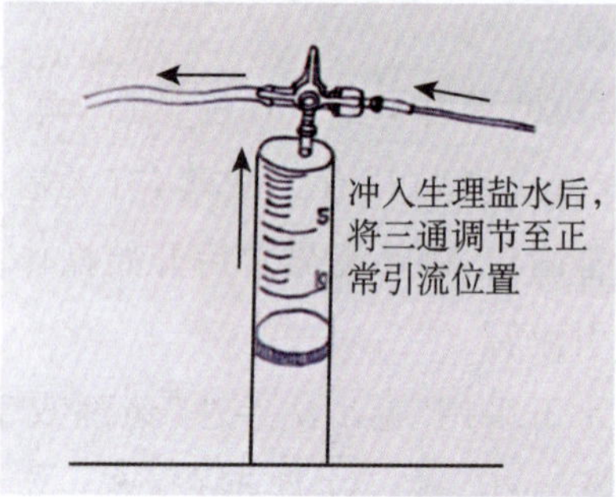

图 4-5 **引流管冲洗示意图**

引流管冲洗注意事项：①冲洗宜低压、缓慢进行，忌暴力操作。冲洗和抽吸压力≤30 cmH_2O，建议使用20 ml以上的注射器进行操作。对于单纯外引流者，推注速度<10 ml/min；对于内外引流者，可适当提高推注速度，以无明显阻力为宜。若阻力较大，应及时停止并报告主管医师。②如需灌入药物并保留，应在冲洗后注入药物，并关闭三通旋塞，保留30～60 min后开放引流。③建议常规冲洗每天1次，如引流液含杂质较多可增加至每天2～3次。如有感染症状，禁忌冲洗引流管。④冲洗过程中，注意观察患者有无不适，冲洗后引流情况及有无寒战、发热现象。

6)更换引流袋：用络合碘棉签消毒引流管接口及末端2遍后，更换三通旋塞、连接管及引流袋。三通旋塞和连接管应每周更换1次，抗反流引流袋通常每周更换1次，普通引流袋应每隔2天更换1次。更换时应注意预防引流管滑脱，并严格遵守无菌操作原则预防感染。具体操作步骤如下。

①取下原三通旋塞，用络合碘棉签消毒引流管接口的内壁、横截面及外壁各 2 遍。

②将螺旋接口引流袋与引流管接口相连，观察有无引流液流出。建议使用抗反流引流袋，以防胆汁反流引起感染。

③为了防止引流管脱出，可采用低敏宽胶带进行二次固定，用系绳法将引流管固定于腹部，以减轻重力对引流管的牵拉。

④撤除弯盘、一次性垫巾，脱手套，在引流袋上用油性笔标明更换引流袋的日期和时间。

(3)更换敷料并固定

1)环境准备：保持操作台面干净整洁、环境安全通风，同时注意保暖，操作前 15 min 停止清扫。

2)操作者准备：着干净、方便活动的衣物，修剪指甲，洗手，戴口罩、帽子。

3)用物准备：导管固定装置(蝴蝶结)、无菌纱布或 7.5 cm×7.5 cm 黏性敷料＋10 cm×12 cm 透明敷贴、液体敷料、无菌剪、换药包、75%的酒精、络合碘、一次性手套、无菌手套、抗过敏胶布、低敏宽胶带、导管标识、皮尺，并检查所有物品的有效期。

4)操作步骤

①评估引流管和皮肤：协助患者取平卧位或侧卧

位，注意保暖。先去除敷料，评估引流管有无老化、破损或移位。判断引流管外露长度：测量自穿刺口至引流管末端的长度（图 4-6），同时注意查看穿刺口及周围皮肤是否有渗血、渗液、破溃、红肿或肉芽组织过度增生。

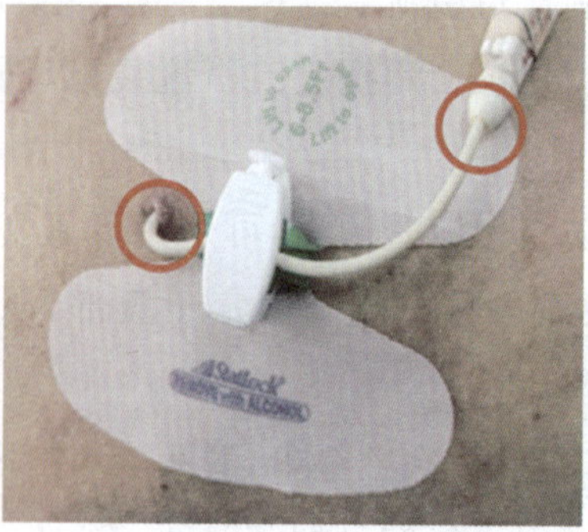

图 4-6　**评估导管及穿刺处皮肤**

注：红圈处表示测量起始和终点位置。

②消毒

A. 脱手套，手消毒，打开换药包，戴无菌手套，将酒精纱布（2 块）和络合碘棉球（5～8 个）拧干备用。

B. 请助手打开导管固定装置、三通、引流袋等的外包装，操作者连接好后，三者放入换药包内备用。

C. 用酒精纱布消毒穿刺点周围皮肤 2 遍，消毒范围直径≥20 cm；用络合碘棉球依次消毒穿刺点及周围皮肤 2 遍，消毒范围直径≥20 cm；消毒引流管近端 2 遍（自穿刺点起至少 10 cm），再消毒一遍穿刺点及周围皮肤。

D. 用液体敷料涂擦拟粘贴引流管固定装置部位的皮肤，再涂擦引流管近端（自穿刺点起约 5 cm 范围）。

③固定引流管：目前引流管固定方式主要有以下 2 种。

A. “蝴蝶结”法（导管固定装置）

a. 将引流管卡入卡槽（在拟固定蝴蝶翼的位置），嘱患者深呼吸，观察引流管有无随呼吸进出，在吸气末屏气状态下顺着管道方向粘贴固定。注意卡槽上缘距离穿刺点约 1 cm（图 4-7）。

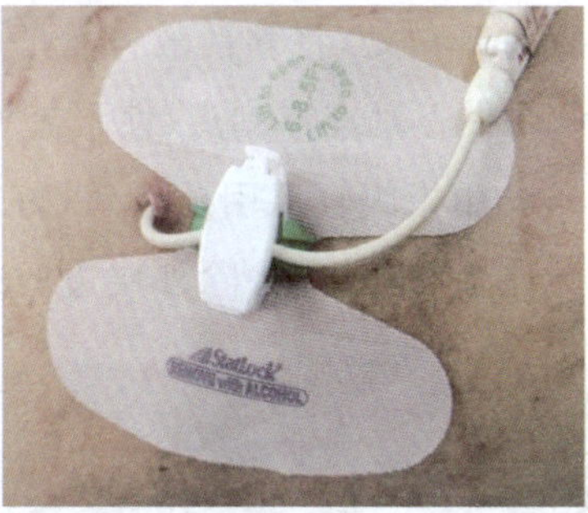

图 4-7　“蝴蝶结”法（导管固定装置）

b. 覆盖敷料：在导管固定装置上方覆盖 5 块无菌纱布，顺序为：1 整块覆盖于穿刺点上方，其余 4 块展开，依次覆盖导管固定装置，避免外露污染。用抗过敏胶布固定纱布（图 4-8）。需要注意的是，胶带并非贴得越多越好，以最少胶带起到固定作用即可。

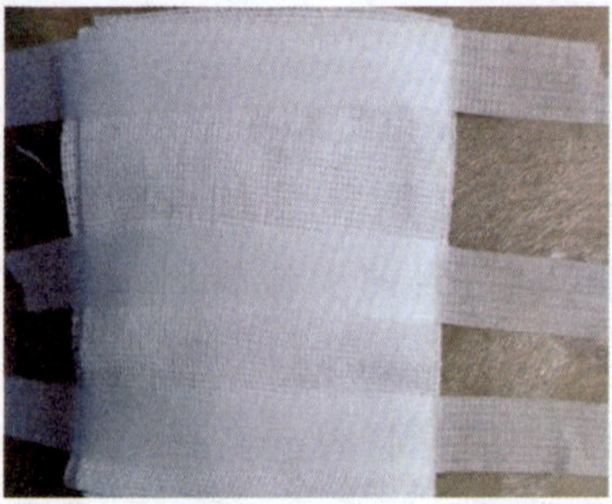

图 4-8　纱布覆盖

B.“三明治”法(黏性敷料＋透明敷贴)(图 4-9)

a. 将黏性敷料一侧剪一开口至 1/2 处,以穿刺点为中心,引流管穿过开口处,将黏性敷料无张力粘贴。

b. 透明敷贴中心对准穿刺点,使引流管呈弧形。顺着引流管方向,先用指腹轻压引流管,做好塑形;然后按压整片敷贴,无张力粘贴,边去除外层边框边按压。

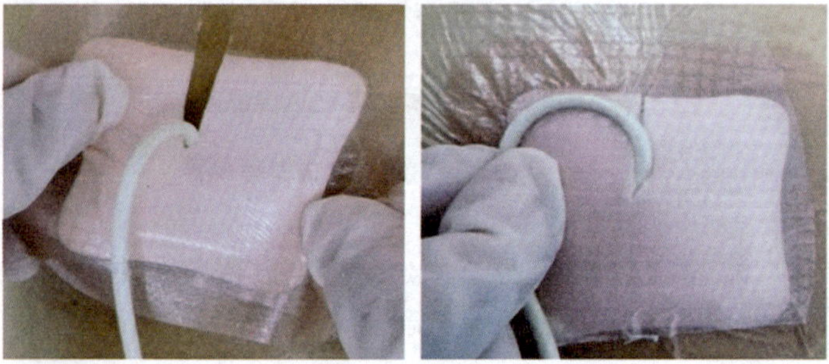

a　　b

图 4-9　“三明治”法(黏性敷料＋透明敷贴)

注:a. 第一步;b. 第二步。

注意：采用以上 2 种方式固定后均需进行二次固定，可用黏性强且低敏的布类胶带对引流管进行固定，或使用腹带、系绳等方法将引流通路三通位置固定于腹部，以减轻重力对引流管的牵拉（图 4-10）。此外，如穿刺口出现少量渗液，宜选用“三明治”法进行固定，因黏性敷料有吸收渗液的功能。

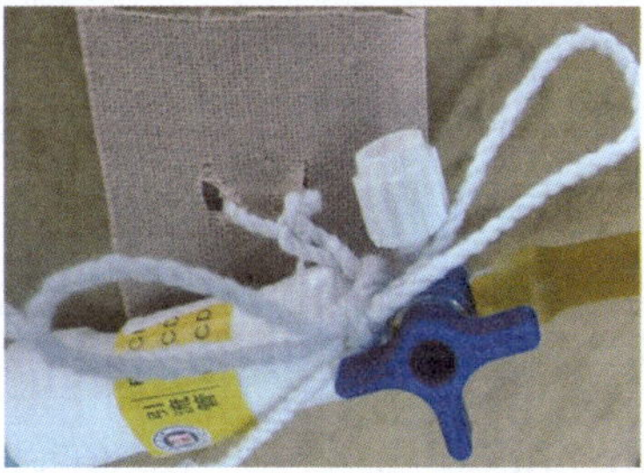

图 4-10　**引流管二次固定**

5）标识、记录：在胶带和引流袋上分别标注换药及引流装置更换的日期和执行人；粘贴管路标识于引流导管末端接头处，并注明管路名称、置管日期和引流管外露长度。告知患者引流管护理相关注意事项，记录评估结果和处理措施（图 4-11）。

导管外露：________cm	引流管	PTCD外 □
日期：_____月_______日		PTCD内外 □
签名：_______________		PTCD+支架 □

图 4-11　**粘贴标识、记录**

注意：如出现以下情况，应由专业医护人员进行操作。

①渗液：应及时更换敷料，同时注意不做加压和填塞处理，以免胆汁流入腹腔引起腹膜炎。

②引流管周围皮肤红肿、破溃或肉芽组织过度增生：应选择刺激性较小的敷料固定，增加局部皮肤消毒及更换敷料的频率，保持局部清洁、干燥，避免胆汁浸润，加重皮肤溃烂。必要时可遵医嘱局部涂抗生素或氧化锌软膏。

③严重瘙痒、刺痛、皮肤损伤：及时告知医护人员进行处理。

(4)夹闭 PTBD 管（简称“夹管”）护理：对于内外引流或内引流，医护人员会根据患者的临床症状、体征和胆红素改善情况，指导其在术后 3～7 天开始试行夹管（图 4-12）。

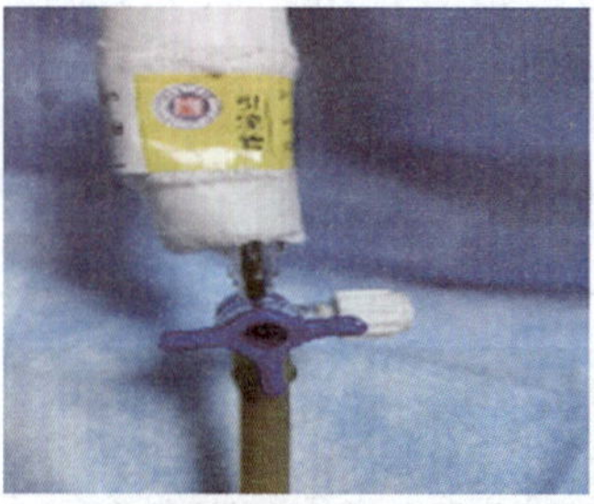

a

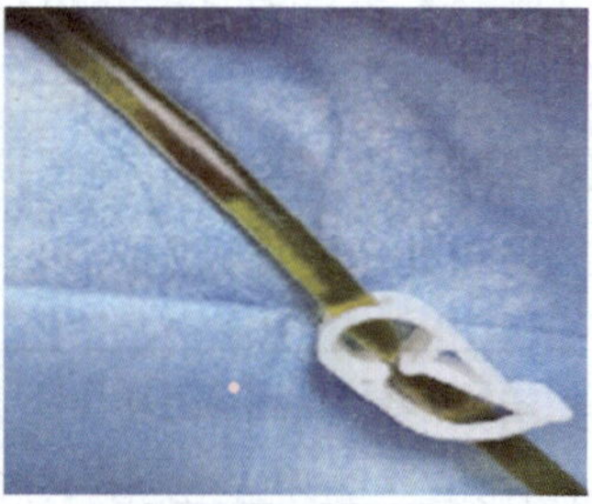

b

图 4-12　**夹闭 PTBD 管**

注：a. 关闭三通接头；b. 关闭引流袋开关。

1)夹管总原则:循序渐进,不可操之过急。

2)夹管护理步骤

①第 1 天:餐前 30 min+餐后 2 h。

②第 3 天:每天夹管 12 h,如 8:00—20:00。

③第 5 天:全天 24 h 夹管。

④重新夹管:如夹管期间出现不适症状(恶心、呕吐、腹痛、腹胀、寒战、发热等),应及时打开管道开关,待症状缓解后重新夹管。重新夹管应再次从上述第 1 天的步骤开始实施。

⑤拔管指征:连续夹管 1～2 周后,患者无不适,抽血复查胆红素、肝功能等,结果大致正常,胆道造影显示支架形态好,可拔除外引流管。

3)夹管期间注意事项

①注意休息,适当活动(散步或太极拳);饮食宜清淡易消化,注意补充富含钾类的食物(如香蕉、橙子、猕猴桃、菌菇类等)。

②日常护理:固定好管道,不提重物,避免管道脱出。每周进行管路维护。

③复查:夹管过程中,如出现皮肤或巩膜黄染、大小便颜色异常、腹痛、腹胀、寒战、发热等症状,应第一时间打开引流管开关,并到医院就诊。

④保持 PTBD 管道妥善固定和有效引流是延长患者生存期的重要因素,请务必重视管道维护。在进行管道维护的过程中遇到任何疑问,应及时向专业医护人员

寻求帮助。

16. 留置 PTBD 管道有哪些并发症，以及如何预防和处理？

（1）引流管堵塞、移位或脱落：任何形式的外力牵拉都可能导致引流管移位或脱落。

1）预防：需妥善固定，同时做好引流管外露长度标识；下床或变换体位时应先妥善固定引流管，且注意动作缓慢。

2）评估与处理：当出现引流液明显变少、穿刺部位有大量黄色胆汁渗出、黄疸症状加重时，应考虑引流管堵塞、移位或脱出的可能，应及时告知医师，查找原因并及时处理。

（2）胆道感染：出现胆道感染时，患者通常会有发热、寒战，以及引流液颜色、性状发生变化等表现。

1）预防：在保持引流管通畅的同时，密切观察引流液的颜色、性状和引流量，及时倾倒引流液。

2）评估与处理：若引流液变为墨绿色或浑浊脓性则提示感染，应及时告知医师处理。

（3）穿刺口渗液：通常是由于管道移位、堵塞、滑脱等原因导致管道引流不畅，胆汁从管周外溢。

1）预防：妥善固定，有效引流，避免腹压增加（用力咳嗽、便秘等均可导致腹压增高）。

2）评估与处理：当发生少量渗液时可及时更换敷

料，也可使用泡沫敷料帮助吸收渗液。当出现大量渗液时，应在保护皮肤的基础上使用造口袋收集渗液（图4-13），造口袋每周更换1次或按需更换。必要时，经医师评估后缝合穿刺口周围皮肤、更换引流管或置入支架后及时拔管。

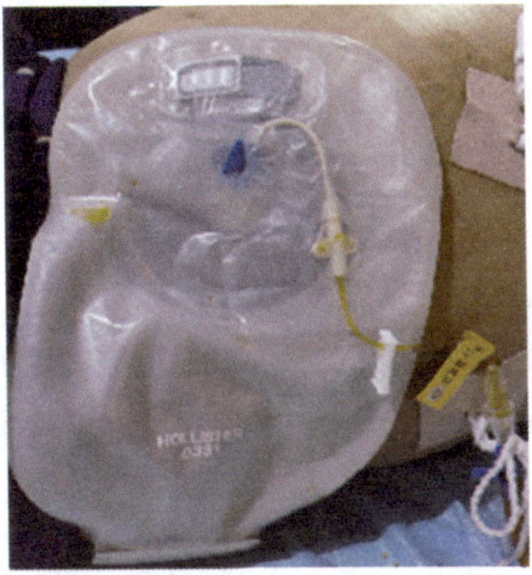

图 4-13　**使用造口袋收集渗液**

（4）胆道出血：当引流液颜色变为暗红色或鲜红色时，应考虑胆道出血的可能，同时应注意有无头晕、乏力等情况。发现此种情况应及时告知医护人员。

17. 出现疼痛如何表达和处理？

（1）采用疼痛评估方法正确表达疼痛：术后疼痛是较为常见的不良反应。当患者出现疼痛时，可以采用评分表来表达疼痛程度，使医护人员更好地了解其疼痛程度,并采取相应措施。常用的疼痛评估方法及适用人群见表 4-1。

表 4-1 常用的疼痛评估方法及适用人群

评估方法	正确表达疼痛	适用人群
数字分级评分法(numerical rating scale, NRS)(图 4-14)	采用 0～10 标示出不同程度的疼痛强度等级:"0"为无痛、"10"为最剧烈的疼痛、"<4"为轻度疼痛、"4～7"为中度疼痛、">7"为重度疼痛	应用最广泛,推荐用于癌痛患者的疼痛评估
视觉模拟评分法(visual analogue scale, VAS)(图 4-15)	一条长 100 mm(或 10 cm)的标尺,一端标示"无痛",另一端标示"最剧烈的疼痛",根据患者疼痛的强度标定相应位置	适用于有语言障碍患者,但不适用于受教育程度较低、有认知损害者及患有慢性疼痛疾病者、老年人的疼痛评估
面部表情疼痛量表(faces pain scale, FPS)	有 6 种不同表现的面容:快乐→悲伤→哭泣,选择一个最符合心情的面容进行表达	急性疼痛者、老年人、儿童、文化程度较低者及表达能力丧失者
语言等级评定量表	描绘疼痛强度的词汇口述表达为无痛、轻度痛、中度痛、重度痛	能够自我表达主观意愿且意识状态清楚的患者,但该结果只能作为参考

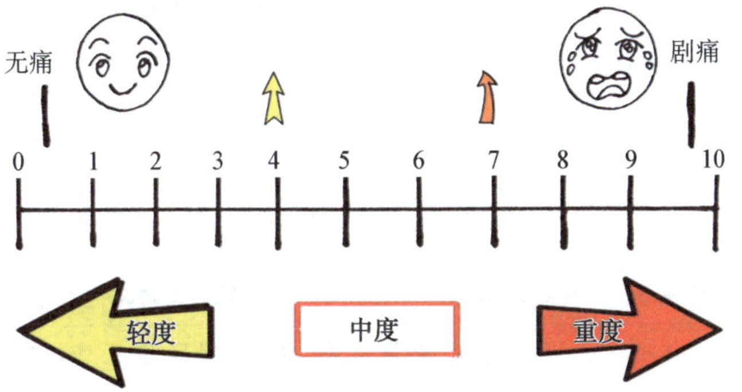

图 4-14　**疼痛数字分级评分法**

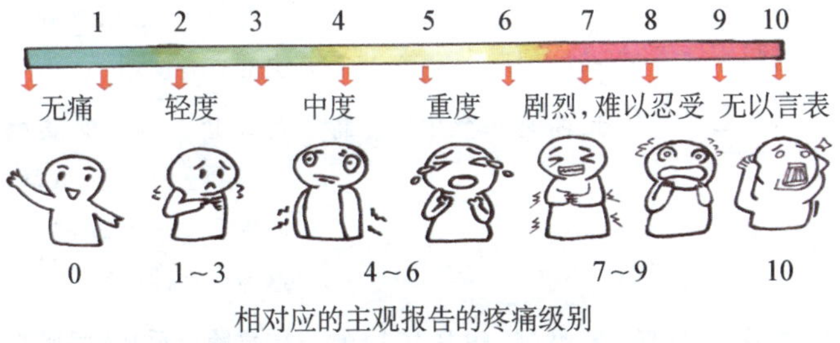

图 4-15　**疼痛视觉模拟评分法标尺**

(2)处理方法

1)药物治疗：在遵循“三阶梯”镇痛原则的基础上，首选口服给药，按时用药、个体化给药，同时应积极关注和处理药物不良反应，中/重度疼痛应积极使用阿片类药物进行镇痛。常用药物包括非甾体抗炎药、弱阿片类药物、阿片类药物、抗抑郁药物、抗惊厥药物、糖皮质激素等辅助镇痛药物。常用的镇痛药物、适应证、不良反应及注意事项见表4-2。

表4-2 常用的镇痛药物、适应证、不良反应及注意事项

镇痛药物	代表药物	适应证	不良反应及注意事项
非甾体抗炎药和对乙酰氨基酚	阿司匹林、保泰松、吲哚美辛、氟比洛芬、帕瑞昔布钠等	轻度疼痛，常用于术前预防性镇痛及术后基础镇痛	①胃肠道反应，如恶心、呕吐、便秘等 ②存在出血风险，不建议对存在动脉粥样硬化、外周动脉疾病，以及有卒中、心肌梗死病史的患者使用
弱阿片类药物	可待因、曲马多等	轻、中度疼痛	胃肠道反应、皮肤瘙痒、嗜睡和过度镇静、尿潴留、呼吸抑制、中枢神经毒性反应
阿片类药物	吗啡、氢吗啡酮、羟考酮、芬太尼、舒芬太尼等	镇痛作用强，适用于中、重度急性疼痛	①胃肠道反应、呼吸抑制、成瘾等 ②未接受过阿片类药物治疗者不常规给予
其他辅助药物	加巴喷丁和普瑞巴林	高度阿片类药物耐受者	增加镇静、头晕和视力损害的风险，不建议常规使用

续表

镇痛药物	代表药物	适应证	不良反应及注意事项
其他辅助药物	氯胺酮	阿片类药物成瘾和不能耐受阿片类药物不良反应者	增加幻觉和噩梦的风险,不建议常规使用
	右美托咪定	与阿片类药物联合应用,可减少镇痛药用量,降低术后恶心、呕吐的发生率	①有抗焦虑、降低应激反应、稳定血流动力学、镇痛等作用 ②心动过缓或心脏传导阻滞患者应慎用或禁用

2)其他治疗

①镇痛技术:硬膜外阻滞、外周神经阻滞、局部切口浸润。

②物理干预:经皮穴位电刺激、针灸、按摩、冷敷、局部热疗、持续被动运动、固定或支撑等。这些治疗方法多作为多模式镇痛中的辅助治疗手段。

③认知行为模式干预:情绪疏导、心理疏导等。

18. 患者可能会遭遇哪些心理难题,以及如何缓解?

谈及肿瘤,大家通常都会有较大的心理压力,容易出现恐慌、焦虑等情绪。在肿瘤前期、中期及后期等阶段，患者出现的心理问题也会有所不同，不同时期需要采取不同的护理措施进行干预。

(1)了解、认识、接纳疾病：首先，患者需要了解、认识和接纳自己的患病心理状态及带管生活现状；保持心理健康的状态，学会心理健康自评，及时识别异常心理。

1)医护人员会为患者及其家属耐心解答疑惑，并提供相关疾病知识及治疗方案，让患者及其家属更好地认识、了解疾病，并了解 PTBD 术后带管的目的、意义和重要性。此时，患者需要正确对待疾病，接纳患病心理状态和带管的生活现状，树立战胜疾病的信心。患者对疾病的接纳是其调整心理状态的前提，这一点至关重要。如果患者经过努力仍无法接纳，建议寻求心理护理或心理咨询等专业帮助。

2)患者可使用心理痛苦"温度计"(图 4-16)进行心理痛苦自评：0 分＝没有痛苦，10 分＝极度痛苦；得分≥4

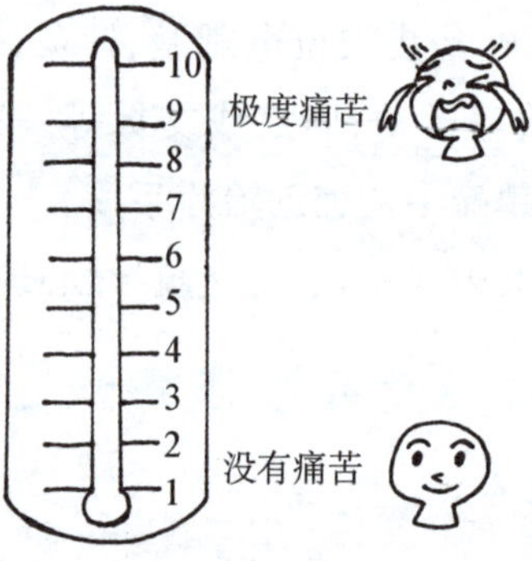

图 4-16　**心理痛苦"温度计"示意图**

分，显示患者存在中至重度心理痛苦，需要进一步专科评估，必要时转诊心理科或精神科。值得注意的是，患病时产生一定程度的心理痛苦是正常的，只要及时评估和发现，获得专业帮助便能正确应对，并获得良好的疗愈效果。

3）保持愉快的心情和积极乐观的心态：可通过培养业余兴趣爱好、听音乐、散步等方式分散注意力、保持情绪稳定。出现不良情绪不能自我排解时，应及时向家属或医护人员求助。家属的支持可以促进患者心理状态的稳定。建议家属平时多关心、体贴患者，给予足够多的情感支持，理解、关怀、疏导患者，引导患者更多地关注生命中的积极部分，如优秀的品质、过往的成功、现在的收获等，帮助其摆脱心理危机，维持健康。

肿瘤患者的一般心理过程可分为怀疑否认、恐惧愤怒、合作协议、悲伤抑郁、接受升华 5 个阶段。每阶段的表现和护理均有所差异（表 4-3）。

表 4-3　**肿瘤患者的心理分期、表现及护理要点**

心理分期	患者表现	护理要点
怀疑否认期	怀疑医师诊断错误或检查结果错误；去不同医院找不同医师来求证；心怀侥幸，人前保持乐观、平和的神态，给人以假象	倾听患者，鼓励其表达自己的感受和痛苦；尽量满足其要求，关心、安慰、帮助患者，让其逐渐认清事实，接受治疗

续表

心理分期	患者表现	护理要点
恐惧愤怒期	易出现恐慌、哭泣、警惕、挑衅及冲动性行为，可伴随有生理功能改变，如颤抖、尿频、尿急、心悸、血压升高、呼吸急促、晕厥、皮肤苍白、出汗等；也可表现为愤怒、烦躁、极度悲痛、情绪激动、拒绝治疗、无理取闹，易迁怒他人	态度温和，关心、体贴、安慰患者，使患者情绪稳定；鼓励患者表达恐惧，给予适当的身体接触，增加其安全感；介绍现代医疗技术及疾病知识，联合成功案例帮助患者保持积极乐观的态度；24 h陪护，发现负性情绪积极疏导，避免意外事件发生
合作协议期	平静、安详、友善、沉默不语，能顺从地接受治疗并希望得到好的治疗和护理；存在许多幻想，如出现奇迹、发明新药等	鼓励患者，增强患者对治疗的信心，调动患者与疾病的斗争精神；加强病友间的沟通交流、相互支持、开放自我，共同分担疾病所带来的痛苦
悲伤抑郁期	消沉、灰心、情绪低落、精神萎靡，对一切事物都不感兴趣，甚至可能有自杀倾向	家人陪伴，给予足够多的情感支持，理解、关怀、疏导患者，调动其积极因素，解除心理危机，维持健康；教患者使用渐进式放松术进行身体放松，并采取分散注意力的策略，如听音乐、适量运动、散步等，保持情绪稳定、心情愉快，并使其保证充足的睡眠
接受升华期	坦然、平静地接受事实，变得积极、坚强	充分尊重患者，关心、体贴患者

注：不同心理特征的患者在心理变化分期方面存在很大差异，各期持续时间、症状出现的顺序均有所不同，在照护过程中应注意个体差异，做到因人而异。

(2)心理干预:心理因素对于患者的治疗和预后有着重要影响。负面情绪可能是患者目前的主要心理反应,包括失望、恐惧、愤怒、焦虑等,其所有负面情绪的背后都有着积极的正面意图,比如对生存的渴望、依恋、期望,与病魔抗争的意志等。患者需要接纳自己的负面情绪,认识到出现负面情绪是每一个人都会有的正常反应,看见自己负面情绪的背后是对生命的珍爱,带着珍爱生命的动力去迎接疾病的挑战,强化正性心理,弱化负性心理,增强对抗肿瘤的信心。临床常用的心理干预分为 3 大类,即个体干预、团体干预、夫妻/家庭干预。患者需要寻求专业心理咨询师的帮助,以化解不良情绪。肿瘤患者常用的心理干预方法如下。

1)个体干预:支持治疗、认知行为疗法、认知分析疗法、正念疗法、叙事疗法、尊严疗法等。

2)团体干预:支持表达性团体、短期结构性心理教育团体、意义中心团体等。

3)夫妻/家庭干预:聚焦亲密关系和生命意义、性功能障碍的治疗、哀伤辅导等。

(3)社会支持系统:还可积极寻求社会支持系统的帮助,如积极加入病友群、多与病友沟通、参加“病友之家”组织的活动,分享自己的情绪;做力所能及的事情,提升自身价值感等。

19. 何时需要复诊？复诊预约途径有哪些？

(1)复诊时机：按时、按需进行管路维护(具体频率参考“操作注意事项”)；根据医嘱每周或每月复查肝功能和血常规等，每3～6个月更换引流管1次。若引流量突然减少或颜色改变，或出现高热、腹痛、黄疸加重、恶心呕吐、皮肤瘙痒、灰白色粪便等症状，应及时就诊。

(2)预约方式与流程：电话预约、网络预约(微信公众号、APP、官网等医院已开通的预约方式)等。

第五章
居家照护

20. 饮食与营养有哪些注意事项?

(1)营养的重要性:营养是保证机体各器官功能处于良好状态的基础,肿瘤患者营养不良的发生率高达40%～80%,晚期患者甚至超过80%。营养不良将严重危害患者的免疫功能,并直接影响肿瘤治疗。因此,居家照护期间更应重视膳食营养的平衡。

(2)居家营养评估与监测:居家照护期间进行营养评估的常用评定指标包括体重指数(body mass index,BMI)、三头肌皮褶厚度(triceps skinfold,TSF)和上臂围(arm circumference,AC)并计算上臂肌围(arm muscle circumference,AMC)及握力测定等,可根据该类指标进行初步营养评估。

1)BMI=体重/身高^2(单位:kg/m^2),BMI的正常值为18.5～23.9,BMI<18.5则评定为营养不良。

2)TSF测量:双臂自然垂下,取肩峰与尺骨鹰嘴(肘关节)连线中点处(图5-1),拇指与示指垂直捏起皮褶,用皮褶测量仪器测皮褶下方1 cm处厚度,单位为mm,需精确到0.1 mm,取连续测量3次的平均值。

TSF的正常值:男性为12.5 mm,女性为16.5 mm。低于正常值的90%则为营养不良,即男性<11.25 mm,女性<14.85 mm。

3)AC 测量:取肩峰与尺骨鹰嘴(肘关节)连线中点处(图 5-1),使用软尺绕 1 周并取周长,单位为 mm,精确到 0.1 mm。

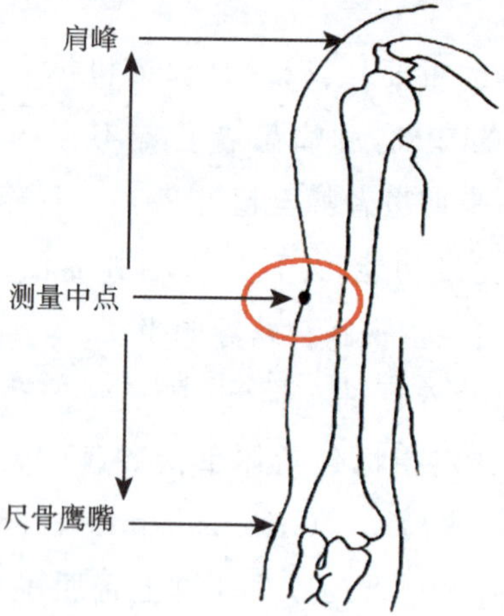

图 5-1 TSF 测量位置示意图

注:红圈处为肩峰与尺骨鹰嘴(肘关节)连线中点处。

4)AMC 计算:AMC(mm)＝AC(mm)－3.14×TSF(mm)。

AMC 的正常值:男性为 25.3 cm,女性为 23.2 cm。低于正常值的 90%则为营养不良,即男性＜22.77 cm,女性＜20.88 cm。

注意,以上指标均应在安静、空腹状态下自然站立后测量。自我监测出现营养不良的情况时,应及时请专业营养治疗师进一步行全面营养评定,同时制订专业、个性化的营养治疗计划。

(3)普通带管患者的饮食要求：如果患者无基础疾病(如高血压、糖尿病等)，居家照护期间应保持高维生素、高热量、高蛋白、低脂、易消化饮食，注意荤素搭配、膳食平衡，忌食辛辣、生冷食物，禁烟、禁酒，同时应注意补盐、补水，降低发生水、电解质紊乱的风险。如为外引流则更容易出现电解质紊乱，应多进食香蕉、橘子、香菇等钾含量高的食物(图 5-2)，并定期复查电解质水平，必要时遵医嘱进行补钾治疗。

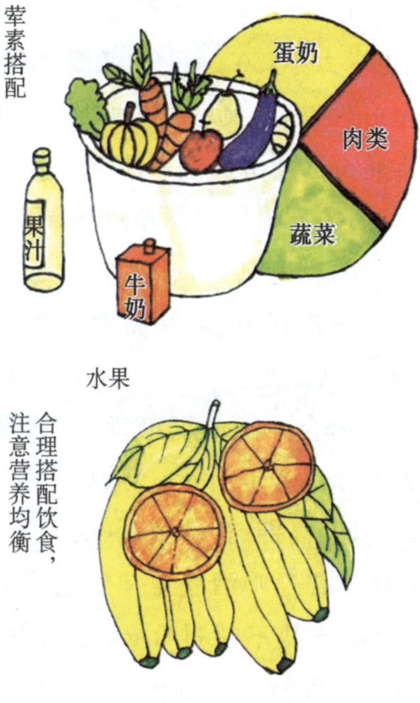

图 5-2　荤素搭配、膳食平衡

(4)特殊带管患者的饮食要求

1)梗阻性黄疸合并糖尿病患者：梗阻性黄疸合并糖尿病的现象十分常见。如果患者的糖尿病症状较轻，可行饮食控制治疗；如严重，则使用胰岛素治疗，并严格监测空腹及三餐前后血糖。饮食加运动是治疗糖尿病的基本措施，而饮食合理对患者的疾病恢复极其重要。患者应注意以下几点：①限制每天总热量摄入，但不宜限制过严；②糖类的摄入应根据血糖浓度及胰岛素用量来决定，严格控制双糖(白糖、麦芽糖)的摄入量，选择高纤维素食物；③蛋白质摄入量每天超过每千克体重 1.05 g (1 g≈1 粒花生米大小，50 g≈1 枚鸡蛋大小)，如血氨明显升高或发生肝性脑病，则应严格限制蛋白质的摄入，血氨降至正常后再逐渐增加蛋白质的摄入量，并以植物蛋白为主；④脂肪摄入量每天不超过每千克体重 0.8 g，以植物类为主；⑤禁烟、禁酒；⑥消化道症状重、食欲明显下降者可增加餐次；⑦注射胰岛素者要按时、按量就餐，防止发生低血糖。

2)梗阻性黄疸合并高血压患者：对于此类患者，除一般带管患者饮食注意事项外，还应启动并长期坚持生活方式干预，如低盐高钾、合理膳食(成人每天摄入盐不超过 5 g(5 g 盐≈普通啤酒瓶盖一平盖的量；如患有高血压，建议每天摄入盐不超过 3 g)、控制体重、戒烟戒酒、规律体育活动、保持良好睡眠、减轻精神压力、保持心理平衡等。

(5)胆汁回输:胆汁回输是指胆汁外引流 3～7 天后,如经化验未发现异常,可将引流出的胆汁收集在无菌容器内,经处理或直接回输入消化道(直接口服或经胃肠管注入),参与消化吸收的过程。

胆汁回输能减少消化酶的丢失,促进肠内营养物质的消化吸收,改善患者的营养及免疫状况,但回输须遵守以下注意事项。

1)须严格把握回输适应证:观察胆汁颜色、性状,如色泽正常,无絮状物或泥沙样结石,胆汁涂片无脓液、培养无细菌生长,方可进行再利用回输。

2)选择合适的回输方法:口服、鼻胃管、鼻肠管等。

3)回输的最佳时间:一般选取 8 h 内引流出的新鲜胆汁进行回输,时间较长的胆汁不宜回输。

4)回输频率为每天 2～3 次,每次 100～200 ml;可适当加温至 37～40 ℃,餐后 0.5 h 回输;预先用无菌纱布过滤。口服胆汁者可使用吸管服用。将吸管近端放至舌根吸食,可减少胆汁的不良刺激,胆汁中还可加入少许调味剂(如白糖、柠檬汁、番茄汁等),以减少胆汁的异味。回输胆汁后,如出现严重不良反应或患者不能耐受,则应暂停。

21. 带管活动时有哪些注意事项?

(1)活动前评估:带管患者活动前的评估主要包括“3 无、3 正常、3 固定”。

1)“3 无”:无眩晕、无心悸、无疼痛。

2)“3 正常”:神志正常、生命体征正常(即体温、脉搏、呼吸、血压正常)、引流液正常(颜色、量、性状正常)。

3)“3 固定”:穿刺口敷料固定、引流管固定、引流袋固定。

只有达到“3 无、3 正常、3 固定”的条件才能开始活动。

(2)活动方式及时间:居家照护期间,建议患者在无身体不适的情况下进行活动,以有氧活动为主(图 5-3),可选择低等强度的活动(如慢走、洗碗、洗衣服,或非体

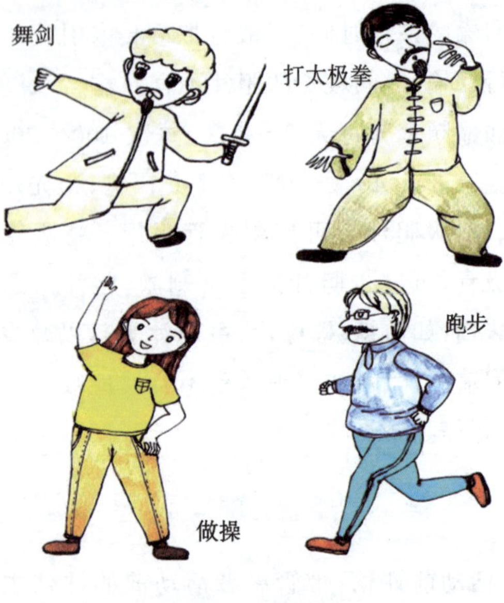

图 5-3 **有氧活动**

力工作，如办公室文案工作等）和中等强度的活动（如打太极拳、健身、气功等），时间以 30 min 左右为宜（可分 3 个 10 min 来完成）。

（3）带管身体的清洁：见第四章“术后护理”相关内容。

（4）注意事项

1）安全第一、循序渐进、量力而行，先从低强度、短时间开始活动，慢慢增加活动强度和活动时间。

2）运动过程中，要注意妥善固定引流管道，进行有效引流。如出现头晕、心悸、恶心、呕吐、疼痛等不适时，应立即降低活动量并就地休息或停止活动。如休息后症状未缓解则应及时就医。

3）避免提重物、剧烈咳嗽、大幅度抬臂、俯身、频繁地转体，同时避免身体过度扭转、弯曲等。

22. 如何保证用药安全？

（1）处方药的用药管理：药物治疗是疾病管理中最常见的治疗形式。恶性梗阻性黄疸患者 PTBD 术后往往需要服用多种药物，对于处方药的服用应注意以下几点。

1）严格遵医嘱用药，不可自行调整药物剂量，以免导致不良后果。

2）如出现不适，及时向医师寻求帮助。

（2）非处方药的用药管理（注意肝功能情况）：俗话

说“是药三分毒”,PTBD术后患者对于非处方药的使用应做到以下几点。

1)只要用药,尤其是长期用药,就应注意药物对肝脏的影响,要定期监测肝功能情况。

2)提高自我用药知识,不盲目用药,并从正规渠道选购合格的国家统一标识的非处方药。

3)仔细阅读说明书,了解药物的适应证、注意事项及不良反应。

4)查看药品包装是否完好,是否在有效期内。

5)按药物说明要求储藏,严格按照说明书剂量使用,禁止超量、超时用药,若有疑问应及时咨询医师。

23. 如何应对疼痛?

疼痛被誉为继体温、脉搏、呼吸、血压4大生命体征之后的第5生命体征,并日益受到重视。疼痛有急性疼痛和慢性疼痛之分。肿瘤患者的疼痛发生率高达50%左右,其中慢性疼痛居多,约80%为肿瘤直接引起。患者应正确认识疼痛,接纳疼痛,并采用正确的评估方法来表达疼痛,同时积极处理疼痛。具体疼痛评估和治疗见第四章“术后护理”相关内容。

当口服药物控制疼痛效果不佳,或者患者不能耐受药物不良反应时可考虑微创介入治疗,主要包括外周神经阻滞及神经毁损术、植入式脊髓给药系统、椎体成形术及神经调控技术等。

注意事项：

1)请严格遵医嘱规律服药，做到按时、按量服药，确保“按时”而不是“按需”；不可擅自调整用药剂量及用药时间，也不可随意增加服药种类。

2)在居家期间可做好疼痛监测。可使用疼痛日记本记录正在使用的药物，以及疼痛发生的时间、部位、性质、评分情况，并记录暴发痛（暴发痛是指在基础疼痛控制稳定的情况下突然发生的剧烈疼痛）发生的情况及处理方法，为制定个性化疼痛治疗及护理方案提供参考依据。需要特别注意的是，当暴发痛反复发作时应及时联系医师或到医院就诊。

24. 如何进行管道维护？

(1)穿刺口的护理：见第四章“术后护理”相关内容。

(2)引流装置材料的选择：患者在居家期间，可在各大药房或通过互联网购买各种正规医疗用品以满足居家护理需求。管路维护的常用材料包括无菌棉签、无菌纱布、一次性手套、无菌手套、透明敷贴、黏性敷贴、液体敷料、银离子敷料、导管固定装置（蝴蝶结）、三通旋塞、橡胶连接管、引流袋（一次性引流袋或抗反流引流袋）、3M 抗过敏胶布、低敏布胶带、络合碘、75%的酒精、记号笔等。

(3)引流装置的消毒、更换，以及夹管流程：见第四章“术后护理”相关内容。

(4)家庭医疗废物处理:我国《医疗废物管理条例》将医疗废物分为感染性废物、损伤性废物、药物性废物、化学性废物和病理性废物5大类。医疗废物具有空间污染、急性传染和潜伏性传染的特点,其残留和携带的病菌危害巨大,可直接危害人类健康,也可通过污染土壤、水域和大气等造成更严重的后果。

家庭医疗废物主要是指居家患者在家庭护理过程中产生的具有医疗废物特性的危险废物。家庭感染性废物和损伤性废物应同医疗废物一样,按照危险废物进行收集管理并集中消毒后才能进入生活垃圾处置场。目前,对居家医疗废弃物的管理依旧空缺,存在一定的风险和安全隐患。患者居家期间产生的医疗垃圾可充分利用家里的硬质带盖塑料盒(罐、瓶等),进行适当标记(如红色标记为放入针头、玻璃安瓿等锐器;黄色标记为放入带有体液、血液的敷料,以及敷贴、棉签、棉球、棉片等),并及时加盖,定期(为减少污染环境及传播疾病的风险建议48 h内)回送医疗垃圾回收点(如医疗机构、卫生服务中心、社区卫生服务站)。

25. 出现并发症如何处理?

带管患者居家照护的常见并发症及其预防和处理见第四章“术后护理”相关内容。

26. 如何获得心理支持？

(1)减轻心理压力的方法见第四章“术后护理”相关内容。

(2)家庭心理疏导：家庭照护者在患者入院到出院直至居家护理这一长期过程中承担着主要的照护任务，如果照护者的各方面压力负担重，建议从以下几方面缓解压力。

1)及时向其他家属或朋友寻求情感支持，缓解负性情绪，积极面对照护负担。

2)及时向专业医护人员求助，学习专业知识，提高照护技能，减轻照护压力。

3)寻求社会支持(如非营利组织提供的家政服务、志愿者服务、“病友之家”等)，充分利用支持，减轻自身负担。

27. 什么情况需要紧急处理？

(1)引流管脱出

1)如引流管不慎脱出，应立即平卧，减少翻身次数，避免腹部压力突然增大致胆汁瘘。

2)消毒穿刺口及周围皮肤，覆盖无菌敷料，检查脱出引流管长度、尖端是否完整、缝线有无存留，同时联系医护人员。

3)安慰患者，减轻其紧张心理，保持情绪稳定。

4)尽快就近就医。

(2)其他情况:出现以下任何一种情况需要及时咨询医护人员或来院就诊。

1)体温≥38℃。

2)引流液较前明显减少或停止。

3)引流液带血或颜色异常。

4)穿刺口周围液体渗漏或感觉疼痛、肿胀。

5)引流管标记的位置改变。

6)引流管弯折无法拉直。

7)持续感觉恶心、腹胀或腹痛。

8)皮肤巩膜黄染,颜色较前加深。

9)起身站立时出现头晕。

参考文献

[1] BENAVIDES M,ANTON A,GALLEGO J,et al. Biliary tract cancers:SEOM clinical guidelines[J]. Clin Transl Oncol,2015,17(12):982-987.

[2] 梁后杰,秦叔逵,沈锋,等. CSCO 胆道系统肿瘤诊断治疗专家共识(2019 年版)[J]. 临床肿瘤学杂志,2019,24(9):828-838.

[3] 王宁,刘硕,杨雷,等. 2018 全球癌症统计报告解读[J]. 肿瘤综合治疗电子杂志,2019,5(1):87-97.

[4] BRAY F, FERLAY J, SOERJOMATARAM I, et al. Global cancer statistics 2018: GLOBOCAN estimates of incidence and mortality worldwide for 36 cancers in 185 countries[J]. CA Cancer J Clin,2018,68(6):394-424.

[5] 黄笑语,孙伟,曾辉英,等. 恶性梗阻性黄疸的介入治疗[J]. 中国医刊,2020,55(5):481-485.

[6] MAHJOUB A A L,MENAHEM B,FOHLEN A,et al. Preoperative biliary drainage in patients with resectable perihilar cholangiocarcinoma: is percutaneous transhepatic biliary drainage safer and more effective than endoscopic biliary drainage? A meta-analysis[J]. J Vasc Interv Radiol,2017,28(4):576-582.

[7] RIZZO A,RICCI A D,FREGA G,et al. How to choose between percutaneous transhepatic and endoscopic biliary drainage in malignant obstructive jaundice: an updated systematic review and meta-analysis[J]. In Vivo, 2020,34(4):1701-1714.

[8] 梁先春,王伟,林启超. 经皮肝穿刺胆管引流术对肝门部胆管癌的临床疗效及预后分析[J]. 中华普外科手术学杂志(电子版),2020,14(4):396-398.

[9] 黄忠华,石炳林,何传果,等. 恶性梗阻性黄疸治疗进展[J]. 中国医学创新,2019,16(14):169-172.

[10] 李茂岚,刘颖斌. 胆道恶性肿瘤临床研究进展与展望[J]. 中国实用外科杂志,2020,40(2):167-170.

[11] 金龙,邹英华. 梗阻性黄疸经皮肝穿刺胆道引流及支架植入术专家共识(2018)[J]. 临床肝胆病杂志,2019,35(3):504-508.

[12] DRAPEK L C,KERLAN R K,ACQUISTO S. Guidelines for biliary stents and drains[J]. Chin Clin Oncol, 2020,9(1):1-7.

[13] 郑泰. 经皮经肝穿刺胆管引流术在肝门部胆管癌治疗中的近期效果分析[J]. 检验医学与临床,2018,15(12):1774-1776,1779.

[14] ZHANG G Y,LI W T,PENG W J,et al. Clinical outcomes and prediction of survival following percutaneous biliary drainage for malignant obstructive jaundice [J]. Oncol Lett,2014,7(4):1185-1190.

[15] YEO M K, KIM K H, LEE Y M, et al. The usefulness of adding p53 immunocytochemistry to bile drainage cytology for the diagnosis of malignant biliary strictures[J]. Diagn Cytopathol, 2017, 45(7): 592-597.

[16] 阳秀春, 胡进晖, 莫伟, 等. 专病护士在介入专科护理门诊建设中的作用[J]. 介入放射学杂志, 2020, 29(8): 834-837.

[17] 李琴, 莫伟, 阳秀春, 等. 经皮肝穿刺胆道引流术后患者延续护理现状[J]. 中华介入放射学电子杂志, 2021, 9(3): 340-344.

[18] YANG X C, QIN Y L, MO W, et al. Analysis of targeted post-operative nursing outcome in 1246 patients with percutaneous transhepatic biliary drainage[J]. Front Surg, 2022, 9: 908909.

[19] 王雪英, 闻利红. 肝门部胆管癌患者 PTBD 术后长期置管引流的观察和护理体会[J]. 介入放射学杂志, 2016, 25(7): 640-642.

[20] 石明涛, 余宇潇, 赵开飞, 等. PTCD/PTBS 治疗恶性梗阻性黄疸所致并发症及其防治的研究进展[J]. 海南医学, 2018(11): 1564-1567.

[21] 中国抗癌协会肿瘤微创治疗专业委员会护理分会, 中国医师协会介入医师分会介入围手术专业委员会, 中华医学会放射学分会第十五届放射护理工作组. 经皮肝穿刺胆道引流术管路护理专家共识[J]. 中华现代护理杂志, 2020, 26(36): 4997-5003.

[22] 邹君.延续性护理在带PTCD管出院后患者居家时对并发症的影响[J].世界最新医学信息文摘,2019,19(61):295,299.

[23] 徐苗,闻利红,闫保君,等.全国130家医院恶性胆道梗阻PTCD引流管护理问题现况调查[J].全科护理,2020,18(4):489-491.

[24] REES J,MYTTON J,EVISON F,et al. The outcomes of biliary drainage by percutaneous transhepatic cholangiography for the palliation of malignant biliary obstruction in England between 2001 and 2014:a retrospective cohort study[J]. BMJ Open,2020,10(1):e033576.

[25] NORTHOUSE L L,KATAPODI M C,SONG L,et al. Interventions with caregivers of cancer patients: meta-analysis of randomized trials[J]. CA Cancer J Clin,2010,60(5):317-339.

[26] 陈璐,姜毅.延续性护理对PTCD引流患者相关知识知晓情况、并发症发生及护理满意度情况的影响[J].国际护理学杂志,2019(14):2172-2174.

[27] 陈璐.微信平台信息化管理在PTCD带管出院病人延续性护理中的应用效果研究[J].全科护理,2019,17(29):3644-3646.

[28] 黄道琼,章若锦,李新萍,等.二维码在经皮肝穿刺胆道引流患者中的应用[J].介入放射学杂志,2019,28(2):189-191.

[29] 陈培培,朱小娟,许桂春.临床护士延续护理服务现状调

查研究[J]. 世界最新医学信息文摘,2018(18):139-140.

[30] 顾钰,郭瑜洁. 癌症患者延续护理的现状与分析[J]. 护理学杂志,2016,31(21):106-109.

[31] 陈春会,龙霖. 医院-社区-家庭一体化护理模式在糖尿病中的应用现状[J]. 中国当代医药,2020,27(6):32-35.

[32] 莫伟,徐源,阳秀春,等. PTBD患者院外带管生活体验的质性研究[J]. 介入放射学杂志,2018,27(2):178-180.

[33] 李琴,莫伟,李玉莲,等. 恶性梗阻性黄疸患者经皮肝穿刺胆道引流术后家庭照顾者照护体验的质性研究[J]. 中华介入放射学电子杂志,2022,10(4):358-362.

[34] 王泠,杨国艺,李硕. 肠造口患者家庭护理的研究进展[J]. 护理管理杂志,2019,19(12):839-844.

[35] 吴玉芬,王珏岚,孙晓燕,等. 开展延续护理服务常见问题及干预对策[J]. 护理学报,2014,21(19):30-32.

[36] 林赛赛,王笑青,顾叶春,等. 照顾者参与的中医延续护理在中晚期肿瘤患者随访中的应用研究[J]. 护士进修杂志,2015,30(14):1257-1261.

[37] 中共中央、国务院印发《"健康中国2030"规划纲要》[Z]. 2016-10-25.

[38] 阳秀春,秦月兰,胡进晖,等. 延续性护理模式在经皮肝穿刺胆道引流患者的应用[J]. 介入放射学杂志,2017,26(2):180-183.

[39] 陈培培,朱小娟,许桂春. 临床护士延续护理服务现状调

查研究[J]. 世界最新医学信息文摘,2018,18(32):139-140.

[40] 顾珏,郭瑜洁. 癌症患者延续护理的现状与分析[J]. 护理学杂志,2016,31(21):106-109.

[41] WANG X Q,ZHOU Q,CHEN Y L,et al. Protocol of reporting items for public versions of guidelines: the reporting tool for practice guidelinesin health care—public versions of guidelines[J]. BMJ Open,2019,9(3):e023047.

[42] Guidelines International Network(GIN). GIN PUBLIC Toolkit:patient and public involvement in-guidelines[M/OL]. https://g-i-n. net/document-store/working-groups-Documents/g-i-n-public/toolkit/toolkit-2015

[43] 宁允,李文姣,程侣,等. 患者及公众参与患者指南制定的思考[J]. 中国循证心血管医学杂志,2020,12(8):908-911.

[44] 陈耀龙,荀杨芹,李博,等. 如何制订患者指南[J]. 协和医学杂志,2020,11(4):453-458.

[45] 周芬. 患者及公众参与临床实践指南构建及其方法的研究进展[J]. 护理学报,2020,27(5):14-17.

[46] 杨林华,刘颖斌. 梗阻性黄疸围手术期营养支持策略[J]. 肠外与肠内营养,2020,27(5):257-260.

[47] 吴兆苏,霍勇,王文,等. 中国高血压患者教育指南[J]. 慢性病学杂志,2014,15(1):1-30.

[48] 郑莹,中国乳腺癌患者生活方式指南[J]. 中华外科杂志,2017,55:81-85.

[49] 黄叶飞，杨克虎，陈澍洪，等. 高尿酸血症/痛风患者实践指南[J]. 中华内科杂志，2020，59：519-527.

[50] 谢雅，杨克虎，吕青，等. 强直性脊柱炎/脊柱关节炎患者实践指南[J]. 中华内科杂志，2020，59：511-518.

[51] PEK C, VAN DIJK M, GROOT K B, et al. A national survey on peri-interventional management of percutaneou s transhepatic biliary drainage[J]. Surg Laparosc Endosc Percutan Tech, 2017, 27(4): 253-256.

[52] Guidelines International Network. About the G-I-N PUBLIC Toolkit: patientand public involvement in guidelines. https://www. g-i-n. net/ working-groups/gin-public/ toolkit (Accessed 22 Apr 2017).

[53] 胡雁，郝玉芳. 循证护理学[M]. 北京：人民卫生出版社，2018：201-204.

[54] U. S. Administrationfor Community Living (ACL). National family caregiver support-program[EB/OL]. (2017-12-13) [2018-12-03]. https://acl. gov/programs/support-caregivers/national-family-careiver Support Program.

[55] Anon. Care for the family care-giver: a place to start [EB/OL]. (2005-11-25) [2019-07-06].

[56] 常毅刚. 胆囊癌的病例特征、早期诊断、治疗措施及预后研究[D]. 天津：天津医科大学，2020.

[57] 中华医学会外科学分会胰腺外科学组. 中国胰腺癌诊治指南(2021)[J]. 中华消化外科杂志，2021，20(7)：

713-729.

[58] 全国多中心前瞻性肝癌极早期预警筛查项目(PreCar)专家组.中国肝癌早筛策略专家共识[J].肝脏,2021,26(8):825-831.

[59] 中国肿瘤患者围术期疼痛管理专家共识(2020版)[J].中国肿瘤临床,2020,47(14):703-710.

[60] 中国抗癌协会肿瘤心理学专业委员会.中国肿瘤心理治疗指南[M].北京:人民卫生出版社,2020.

[61] 伍峰.癌症患者的心理护理现状及展望[J].世界最新医学信息文摘,2016,16(36):33-35.

[62] 石汉平,李薇,齐玉梅,等.营养筛查与评估[M].北京:人民卫生出版社,2014.

[63] 朱感华,邢健.恶性阻塞性黄疸伴肝源性糖尿病患者行经皮肝穿刺胆道造影及置管引流术的护理[J].解放军护理杂志,2013,30(18):42-43.

[64] 齐双玉,闫会君,崔琳琳,等.不同减黄术式对老年恶性梗阻性黄疸2型糖尿病患者术后血糖水平及肝功能的影响[J].中国老年学杂志,2021,41(8):1607-1610.

[65] 国家基层高血压防治管理指南2020版[J].中国医学前沿杂志(电子版),2021,13(4):26-37.

[66] 陈希,王琳,葛果,等.家庭医疗废物管理的研究进展及启示[J].中国护理管理,2021,21(1):151-156.

[67] 莫伟,刘智超,阳秀春,等.透明敷料联合粘性敷料在经皮肝穿刺胆道引流术管路固定的应用[J].介入放射学杂志,2022,31(4):397-400.

[68] 刘莉,朱琳,陈静,等.新型管道固定法在PTCD管道护理中的应用[J].齐鲁护理杂志,2020,26(5):121-123.

[69] 高星梅.恶性梗阻性黄疸PTCD术后常见并发症及护理对策分析[J].循证护理,2018,4(7):656-659.

[70] 梁松年,苏洪英,冯博,等.恶性梗阻性黄疸介入治疗后近期并发症的分析和处理[J].介入放射学杂志,2012,21(11):927-930.